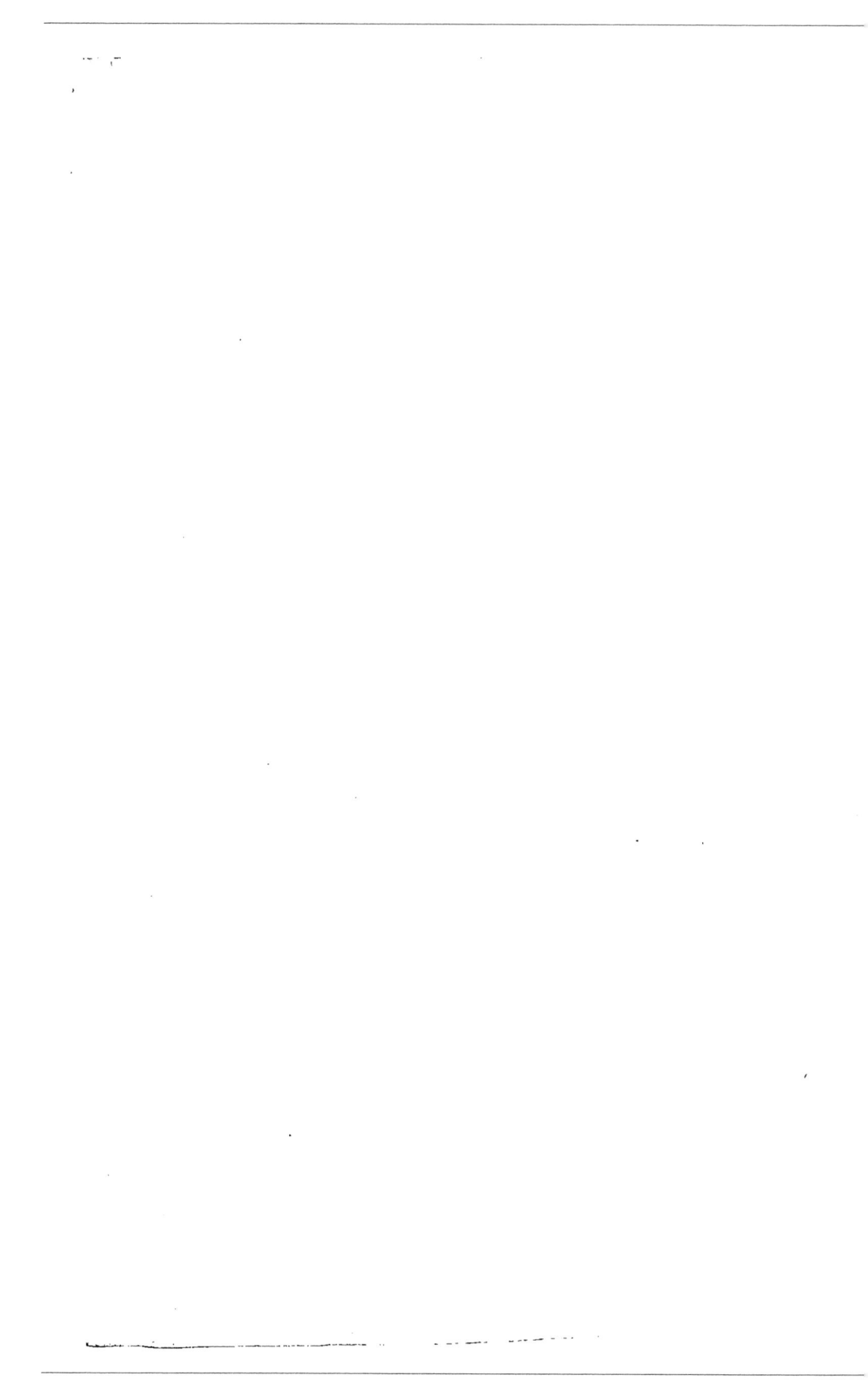

HYGIÈNE PUBLIQUE

QUELQUES

CONSIDÉRATIONS

A PROPOS

DE LA DISTRIBUTION DES EAUX

DANS LA VILLE D'AURILLAC

PAR LE DOCTEUR BOIS

AURILLAC

IMPRIMERIE A. PINARD, IMPRIMEUR DE LA PRÉFECTURE

Rue de la Bride.

—

1887

HYGIÈNE PUBLIQUE

QUELQUES

CONSIDÉRATIONS

A PROPOS

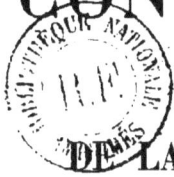

DE LA DISTRIBUTION DES EAUX

DANS LA VILLE D'AURILLAC

PAR LE DOCTEUR BOIS

AURILLAC

IMPRIMERIE A. PINARD, IMPRIMEUR DE LA PRÉFECTURE

Rue de la Bride.

1887

QUELQUES CONSIDÉRATIONS

A PROPOS

DE LA DISTRIBUTION DES EAUX

DANS LA VILLE D'AURILLAC

Depuis un certain nombre d'années déjà, la ville d'Aurillac est abondamment pourvue d'eau relativement pure, et sous ce rapport il serait difficile de mieux désirer comme quantité et comme qualité. Une source d'une abondance exceptionnelle en tout temps fournit une grande quantité d'eau limpide et fraîche qui, quoiqu'un peu calcaire, peut être regardée à bon droit comme une richesse inestimable. La Jordanne, de son côté, donne, au-dessous de St-Simon, une abondante prise qui vient, parallèlement à l'eau de source, s'emmagasiner dans les vastes réservoirs souterrains d'Aurinques, où des compartiments étanches permettent de les conserver séparées. Là ces eaux subissent un repos qui leur permet de se débarrasser lentement du limon qu'elles auraient pu entraîner, et qui se dépose au fond des réservoirs. Des conduites spéciales prennent l'eau à une certaine hauteur dans ces mêmes réservoirs, et la mènent à sa destination définitive. — Voyons comment on a utilisé ces ressources. L'eau de la source du Morou est exclusivement et en totalité distribuée à cinq grandes fontaines jaillissantes, (places d'Aurinques, du Palais, d'Armes, St-Géraud, Monthyon) où elle coule ordinairement nuit et jour. Les habitants des quartiers voisins vont puiser là leur provision d'eau ; mais on peut évaluer à une énorme proportion, à plus que les neuf dixièmes, la quantité de cette eau qui s'écoule directement à la rivière sans avoir été utilisée par personne. Par contre, les quartiers excentriques, les établissements contenant des agglomérations humaines forcées de vivre dans leur intérieur (casernes, hospice, maisons d'éducation publiques et privées, prison, salles d'asile, etc.) sont absolument dépourvus de cette même eau. L'eau de rivière est distribuée aux bouches d'arrosage et d'incendie, aux bornes-fontaines disséminées dans tous les quartiers, et à plusieurs établissements publics. Il va sans dire que la population qui n'a que cette eau à proximité, ne boit que celle-là. Est-ce sans inconvénients ?

Je me hâte de dire que je ne fais pas ici de la critique ; encore moins ai-je l'intention de pousser un cri d'alarme qui ne serait nullement justifié dans la circonstance. Toutefois il y a lieu de se demander s'il n'y aurait rien à changer à l'état actuel des choses. Lorsque les travaux auxquels nous devons nos fontaines furent exécutés, la bactériologie n'était pas née. Depuis lors, sous la merveilleuse impulsion que M. Pasteur a donnée à cette science toute nouvelle, une révolution immense s'est opérée dans nos connaissances en hygiène ; et cette révolution est loin d'avoir dit son dernier mot. C'est en me plaçant au point de vue de ces données nouvelles que je vais tâcher de répondre à la question posée un peu plus haut.

Déjà en 1884, à l'occasion de l'épidémie de choléra qui envahit le midi de la France, à la suite d'une séance du conseil d'hygiène publique du département du Cantal, dans laquelle M. le professeur Duclaux fit entendre sa voix si autorisée, il fut décidé, sous son inspiration, que les bornes-fontaines seraient surmontées d'une inscription indiquant leur alimentation par l'eau de rivière. Cela équivalait à une mise en suspicion de ces fontaines. Il n'est pas inutile d'ailleurs de rappeler ici les instructions qui furent publiées à cette époque sur ce point spécial. Voici d'abord les conseils du Comité consultatif d'hygiène publique de France : « L'usage d'une eau de mauvaise qualité est une des causes les plus communes du choléra. L'eau des puits, des rivières, des petits cours d'eau, est souvent souillée par les infiltrations du sol, des latrines, des égoûts, par les résidus des fabriques. Quand on n'est pas sûr de la bonne qualité de l'eau servant aux boissons ou à la cuisine, il est prudent d'en faire bouillir chaque jour plusieurs litres pour la consommation du lendemain. »

Et ailleurs, dans le rapport présenté à la même époque par M. le professeur Duclaux au Conseil d'hygiène du département du Cantal : « Renoncer, y est-il dit, d'une façon absolue à l'emploi de l'eau de rivière pour la boisson et tous les usages alimentaires qui la feraient arriver à l'intérieur du corps sans avoir subi l'ébullition. Ne se servir pour tous ces usages, que d'eau de source, ou, à défaut, d'eau de rivière qu'on a fait bouillir et laissé refroidir.

La grande majorité des habitants d'Aurillac a fâcheusement renoncé (par force, aurait-il fallu ajouter) pour sa boisson, à l'eau de la source du Morou qui alimente exclusivement les fontaines jaillissantes. Ils s'approvisionnent à peu près entièrement aux bornes-fontaines dont l'eau, empruntée à la Jordanne, ayant traversé un certain nombre de localités habitées, est par cela même devenue impure. Cette eau ne doit servir qu'aux lavages et aux soins de propreté. On peut l'employer en outre à cuire les légumes, à faire la soupe, etc., bref à tous les usages qui la font bouillir avant de l'amener dans l'estomac du consommateur. »

Ces mesures et ces conseils excellents en eux-mêmes ne pouvaient guère avoir qu'un résultat platonique, puisqu'un grand nombre de quartiers et les établissements ci-dessus indiqués n'avaient et n'ont encore que de l'eau de rivière, ou de sources privées dont la provenance ne garantit pas toujours suffisamment la pureté. Restait à la vérité la ressource de l'ébullition, qui aurait rendu cette dernière inoffensive même en temps d'épidémie. Mais n'est-ce pas là demander l'impossible à la bonne volonté du public?

Or si cette suspicion vis à vis de l'eau de rivière était légitime à cette époque, combien plus elle est fondée aujourd'hui que les connaissances bactériologiques ont fait de nouveaux et importants progrès. Le choléra est sans doute un ennemi redoutable, mais il ne nous a jamais guère menacés que de loin. Il en est tout autrement de certaines maladies épidémiques, de la fièvre typhoïde par exemple, qui font bien plus de victimes grâce à leur fréquence et à leur endémicité. Or il est aujourd'hui parfaitement démontré que les eaux potables sont le véhicule le plus ordinaire du microbe de la fièvre typhoïde, et que c'est surtout par elles que cette maladie se développe et se propage à l'état épidémique. A ce point de vue, la source du Morou peut d'emblée être mise hors de cause. On ne voit pas trop, en effet, comment elle pourrait être contaminée. Elle provient d'une région *inhabitée*, dépourvue par conséquent de latrines et autres causes d'infiltrations dangereuses. Et à partir du point où elle est captée. elle coule constamment dans des tuyaux de fonte hermétiquement fermés.

L'étude de quelques faits permettra de conclure aisément qu'il ne saurait en être de même de l'eau de rivière.

Voici d'abord la récente épidémie de Clermont dont le souvenir est encore si vivant. Dans une lettre récemment publiée, M. Duclaux n'hésite pas à en voir la cause dans la contamination des eaux potables de la ville par les infiltrations malsaines qui se sont produites dans le sous-sol de Royat, d'où elles tirent leur origine, et où avait régné la fièvre typhoïde quelques mois auparavant ; il conseille de ne boire ces eaux qu'après les avoir fait bouillir, ou après les avoir filtrées, non pas avec des filtres ordinaires de ménage, mais avec le filtre Chamberland (système Pasteur). Ce n'est pas tout : le microbe de la fièvre typhoïde est aujourd'hui un des mieux connus. Il ne suffisait pas d'en supposer l'existence dans les eaux potables de Clermont, il fallait y en démontrer la présence. C'est ce qui a été fait par

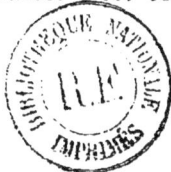

MM. les docteurs Chantemesse et Widal qui l'ont trouvé dans l'eau ordinaire de la ville.

Dernièrement encore, à l'académie des sciences, M. Brouardel faisait le récit d'une épidémie de fièvre typhoïde observée à Pierrefonds, dans trois maisons contiguës. Parmi les 23 personnes qui les habitaient, 20 d'entre elles furent atteintes de la maladie. L'origine de cette épidémie locale fut attribuée par M. Brouardel à l'eau potable dont s'étaient servies les personnes atteintes. Il fut constaté en effet que, dans les trois maisons où avait éclaté la maladie, les puits qui fournissaient l'eau d'alimentation étaient en communication, par des couches de terrain perméables, avec des fosses d'aisances situées non loin de là. L'eau recueillie dans ces diverses sources a révélé, à l'examen microscopique, la présence d'un grand nombre de bacilles caractéristiques de la fièvre typhoïde. Et, fait significatif, les trois personnes non atteintes s'étaient peu ou point servies de l'eau fournie par ces puits.

Voilà pour la contamination des eaux potables par des infiltrations malsaines. Passons maintenant à l'eau de rivière. La coïncidence des épidémies de fièvre typhoïde à Paris avec la distribution intermittente d'eau de Seine dans les réservoirs, est particulièrement instructive à ce point de vue. Après quelques jours de distribution d'eau puisée dans la Seine ou dans la Marne, le nombre des typhiques, qui avait été de 90 à 95 pendant le mois de juillet 1886, s'élève brusquement à plus de 500 pendant le mois d'août. L'observation répétée a montré qu'il ne s'agissait pas là d'une simple coïncidence.

D'ailleurs l'examen microscopique de ces eaux y faisait constater en même temps la présence du bacille typhique. Sans doute il n'y a pas de comparaison à établir entre les eaux de la Jordanne et celles de la Seine, au point de vue de l'impureté. Toutefois on ne pourrait pas affirmer que des déjections de typhiques jetées dans la Jordanne à Saint-Simon seraient inoffensives pour la population d'Aurillac qui boirait, sans précautions, l'eau puisée à cette même rivière. En effet, le micro-organisme qui engendre la fièvre typhoïde est très vivace. Il existe sous forme de bâtonnets et de spores. Ces dernières surtout résistent puissamment à toutes les causes de destruction. On a pu garder pendant plusieurs mois des spores desséchées capables de réviviscence dès que les conditions de milieu, d'humidité et de température redeviennent favorables. La résistance des bacilles adultes ou bâtonnets est beaucoup moindre. Cependant on peut, sans les faire périr, soumettre à la gelée le liquide qui les contient, et d'autre part les porter pendant plusieurs jours à la température de 45 degrés. L'eau, à la température ordinaire, est un excellent milieu de culture pour le microbe typhique. Il s'y conserve pendant plusieurs mois sans le moindre affaiblissement dans sa qualité et sa quantité. *Aucun autre filtre que le filtre de porcelaine dégourdie* (lequel n'est guère pratique en grand), *ne les arrête*. Il est de notoriété médicale à Aurillac que certains quartiers excentriques des mieux situés, et qui par conséquent devraient être des plus sains, fournissent proportionnellement plus de maladies, et notamment plus de fièvres typhoïdes, que les quartiers du centre de la ville. En présence des données nouvelles de la science, qui oserait affirmer que les eaux qu'on y boit ne sont pour rien dans ce résultat?

De tout ce qui précède découlent des conclusions qui s'imposent d'elles-mêmes :

1° L'eau de source, dont la ville d'Aurillac est favorisée, ne devrait pas alimenter des fontaines jaillissantes, où il serait facile de la remplacer par l'eau de rivière, et où elle se perd en majeure partie sans être utilisée.

2° Cette même eau de source, emmagasinée, devrait être distribuée, *concurremment* avec l'eau de rivière, dans tous les quartiers de la ville, et dans tous les établissements déjà mentionnés, par de nouvelles bornes-fontaines distinctes de celles qui existent déjà, et rien que par des bornes-fontaines d'où elle ne coulerait que pour être utilisée, afin d'éviter le gaspillage de cette eau, notamment dans les établissements.

3° Une inscription bien apparente, et surtout permanente, devrait indiquer pour chaque fontaine, jaillissante ou non, la nature de l'eau qui l'alimenterait : *eau de source pour boisson* ; ou bien : *eau de rivière.*

4° Des instructions courtes et très-précises, sous forme d'affiches permanentes aux abords des fontaines, pourraient apprendre au public l'intérêt qu'il a à ne boire que de l'eau de source, et non de l'eau de rivière.

Il est tout au moins très probable que l'usage exclusif d'une eau de source vierge de toute contamination, pour la boisson ordinaire, serait un moyen puissant (peut-être même le seul efficace) pour prévenir le retour de ces terribles épidémies qui, à diverses époques, ont semé l'épouvante et le deuil autour de nous.

Et lorsque serait terminé l'indispensable réseau d'égoûts qu'on a déjà si bien inauguré, Aurillac n'aurait rien à envier à aucune autre ville sous le rapport de la salubrité.

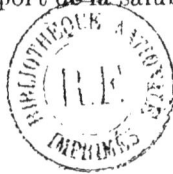

303